U0273332

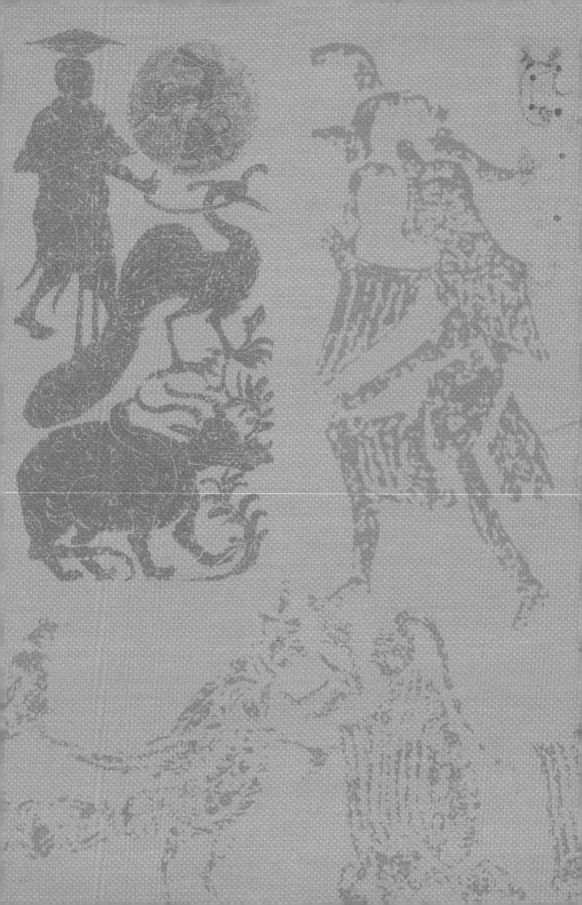

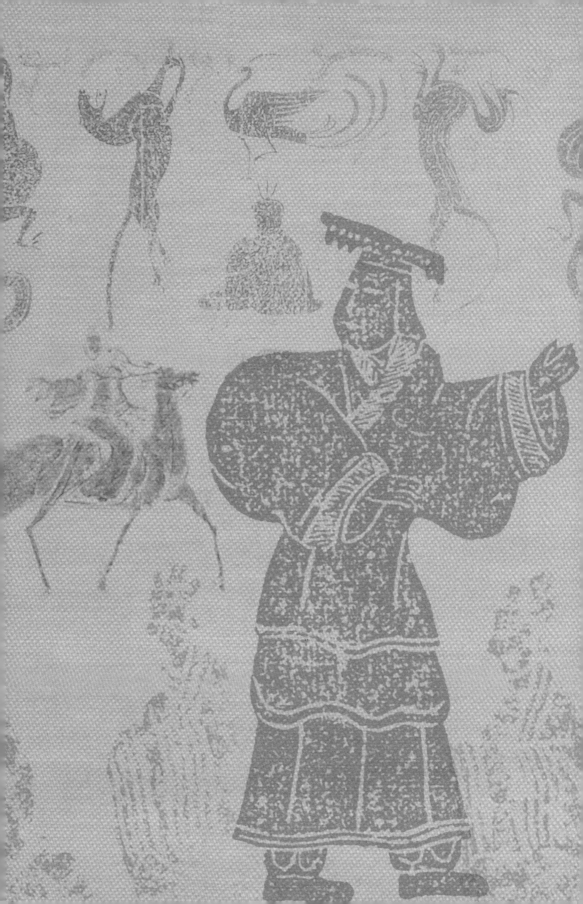

中国古医籍整理丛书

小儿病源方论

宋·陈文中　著

林慧光　校注

中国中医药出版社

·北　京·

图书在版编目（CIP）数据

小儿病源方论/（宋）陈文中著；林慧光校注 . —北京：中国
中医药出版社，2015. 12（2020. 11 重印）
（中国古医籍整理丛书）
ISBN 978 - 7 - 5132 - 2968 - 5

Ⅰ . ①小… Ⅱ . ①陈… ②林… Ⅲ . ①中医儿科学—中国—
宋代 Ⅳ . ①R272

中国版本图书馆 CIP 数据核字（2015）第 289996 号

中 国 中 医 药 出 版 社 出 版
北京经济技术开发区科创十三街 31 号院二区 8 号楼
邮政编码 100176
传真 010 64405750
廊坊市祥丰印刷有限公司印刷
各地新华书店经销
*
开本 710 × 1000 1/16 印张 4. 75 字数 31 千字
2015 年 12 月第 1 版 2020 年 11 月第 2 次印刷
书 号 ISBN 978 - 7 - 5132 - 2968 - 5
*
定价 15. 00 元
网址 www. cptcm. com

如有印装质量问题请与本社出版部调换（010–64405510）
版权专有 侵权必究
社长热线 010 64405720
购书热线 010 64065415 010 64065413
微信服务号 zgzyycbs
书店网址 csln. net/qksd/
官方微博 http://e. weibo. com/cptcm
淘宝天猫网址 http://zgzyycbs. tmall. com

国家中医药管理局
中医药古籍保护与利用能力建设项目
组织工作委员会

主 任 委 员 王国强

副 主 任 委 员 王志勇 李大宁

执行主任委员 曹洪欣 苏钢强 王国辰 欧阳兵

执行副主任委员 李 昱 武 东 李秀明 张成博

委 员

各省市项目组分管领导和主要专家

（山东省）武继彪 欧阳兵 张成博 贾青顺

（江苏省）吴勉华 周仲瑛 段金廒 胡 烈

（上海市）张怀琼 季 光 严世芸 段逸山

（福建省）阮诗玮 陈立典 李灿东 纪立金

（浙江省）徐伟伟 范永升 柴可群 盛增秀

（陕西省）黄立勋 呼 燕 魏少阳 苏荣彪

（河南省）夏祖昌 刘文第 韩新峰 许敬生

（辽宁省）杨关林 康廷国 石 岩 李德新

（四川省）杨殿兴 梁繁荣 余曙光 张 毅

各项目组负责人

王振国（山东省） 王旭东（江苏省） 张如青（上海市）

李灿东（福建省） 陈勇毅（浙江省） 焦振廉（陕西省）

蔡永敏（河南省） 鞠宝兆（辽宁省） 和中浚（四川省）

项目专家组

顾　问　马继兴　张灿玾　李经纬

组　长　余瀛鳌

成　员　李致忠　钱超尘　段逸山　严世芸　鲁兆麟
　　　　郑金生　林端宜　欧阳兵　高文柱　柳长华
　　　　王振国　王旭东　崔　蒙　严季澜　黄龙祥
　　　　陈勇毅　张志清

项目办公室（组织工作委员会办公室）

主　任　王振国　王思成

副主任　王振宇　刘群峰　陈榕虎　杨振宁　朱毓梅
　　　　刘更生　华中健

成　员　陈丽娜　邱　岳　王　庆　王　鹏　王春燕
　　　　郭瑞华　宋咏梅　周　扬　范　磊　张永泰
　　　　罗海鹰　王　爽　王　捷　贺晓路　熊智波

秘　书　张丰聪

前　言

　　中医药古籍是传承中华优秀文化的重要载体，也是中医学传承数千年的知识宝库，凝聚着中华民族特有的精神价值、思维方法、生命理论和医疗经验，不仅对于传承中医学术具有重要的历史价值，更是现代中医药科技创新和学术进步的源头和根基。保护和利用好中医药古籍，是弘扬中国优秀传统文化、传承中医学术的必由之路，事关中医药事业发展全局。

　　1949 年以来，在政府的大力支持和推动下，开展了系统的中医药古籍整理研究。1958 年，国务院科学规划委员会古籍整理出版规划小组在北京成立，负责指导全国的古籍整理出版工作。1982 年，国务院古籍整理出版规划小组召开全国古籍整理出版规划会议，制定了《古籍整理出版规划（1982—1990）》，卫生部先后下达了两批 200 余种中医古籍整理任务，掀起了中医古籍整理研究的新高潮，对中医文化与学术的弘扬、传承和发展，发挥了极其重要的作用，产生了不可估量的深远影响。

　　2007 年《国务院办公厅关于进一步加强古籍保护工作的意见》明确提出进一步加强古籍整理、出版和研究利用，以及

"保护为主、抢救第一、合理利用、加强管理"的方针。2009年《国务院关于扶持和促进中医药事业发展的若干意见》指出，要"开展中医药古籍普查登记，建立综合信息数据库和珍贵古籍名录，加强整理、出版、研究和利用"。《中医药创新发展规划纲要（2006—2020)》强调继承与创新并重，推动中医药传承与创新发展。

2003~2010年，国家财政多次立项支持中国中医科学院开展针对性中医药古籍抢救保护工作，在中国中医科学院图书馆设立全国唯一的行业古籍保护中心，影印抢救濒危珍本、孤本中医古籍1640余种；整理发布《中国中医古籍总目》；遴选351种孤本收入《中医古籍孤本大全》影印出版；开展了海外中医古籍目录调研和孤本回归工作，收集了11个国家和2个地区137个图书馆的240余种书目，基本摸清流失海外的中医古籍现状，确定国内失传的中医药古籍共有220种，复制出版海外所藏中医药古籍133种。2010年，国家财政部、国家中医药管理局设立"中医药古籍保护与利用能力建设项目"，资助整理400余种中医药古籍，并着眼于加强中医药古籍保护和研究机构建设，培养中医古籍整理研究的后备人才，全面提高中医药古籍保护与利用能力。

在此，国家中医药管理局成立了中医药古籍保护和利用专家组和项目办公室，专家组负责项目指导、咨询、质量把关，项目办公室负责实施过程的统筹协调。专家组成员对古籍整理研究具有丰富的经验，有的专家从事古籍整理研究长达70余年，深知中医药古籍整理研究的重要性、艰巨性与复杂性，履行职责认真务实。专家组从书目确定、版本选择、点校、注释等各方面，为项目实施提供了强有力的专业指导。老一辈专家的学术水平和智慧，是项目成功的重要保证。项目承担单位山东中医药大学、南京中医药大学、上海中医药大学、福建中医药大学、浙江省中医药研究院、陕西省中医药研究院、河南省中医药研究院、辽宁中医药大学、成都中医药大学及所在省市中医药管理部门精心组织，充分发挥区域间互补协作的优势，并得到承担项目出版工作的中国中医药出版社大力配合，全面推进中医药古籍保护与利用网络体系的构建和人才队伍建设，使一批有志于中医学术传承与古籍整理工作的人才凝聚在一起，研究队伍日益壮大，研究水平不断提高。

本着"抢救、保护、发掘、利用"的理念，该项目重点选择近60年未曾出版的重要古医籍，综合考虑所选古籍的保护价值、学术价值和实用价值。400余种中医药古籍涵盖了医经、基础理论、诊法、伤寒金匮、温病、本草、方书、内科、外科、女科、儿科、伤科、眼科、咽喉口齿、针灸推拿、养生、医案医话医论、医史、临证综合等门类，跨越唐、宋、金元、明以迄清末。全部古籍均按照项目办公室组织完成的行业标准《中医古籍整理规范》及《中医药古籍整理细则》进行整理校注，绝大多数中医药古籍是第一次校注出版，一批孤本、稿本、抄本更是首次整理面世。对一些重要学术问题的研究成果，则集中收录于各书的"校注说明"或"校注后记"中。

"既出书又出人"是本项目追求的目标。近年来，中医药古籍整理工作形势严峻，老一辈逐渐退出，新一代普遍存在整理研究古籍的经验不足、专业思想不坚定等问题，使中医古籍整理面临人才流失严重、青黄不接的局面。通过本项目实施，搭建平台，完善机制，培养队伍，提升能力，经过近5年的建设，锻炼了一批优秀人才，老中青三代齐聚一堂，有效地稳定了研究队伍，为中医药古籍整理工作的开展和中医文化与学术的传承提供必备的知识和人才储备。

本项目的实施与《中国古医籍整理丛书》的出版，对于加强中医药古籍文献研究队伍建设、建立古籍研究平台，提高古籍整理水平均具有积极的推动作用，对弘扬我国优秀传统文化，推进中医药继承创新，进一步发挥中医药服务民众的养生保健与防病治病作用将产生深远影响。

第九届、第十届全国人大常委会副委员长许嘉璐先生，国家卫生计生委副主任、国家中医药管理局局长、中华中医药学会会长王国强先生，我国著名医史文献专家、中国中医科学院马继兴先生在百忙之中为丛书作序，我们深表敬意和感谢。

由于参与校注整理工作的人员较多，水平不一，诸多方面尚未臻完善，希望专家、读者不吝赐教。

国家中医药管理局中医药古籍保护与利用能力建设项目办公室
二〇一四年十二月

许 序

"中医"之名立，迄今不逾百年，所以冠以"中"字者，以别于"洋"与"西"也。慎思之，明辨之，斯名之出，无奈耳，或亦时人不甘泯没而特标其犹在之举也。

前此，祖传医术（今世方称为"学"）绵延数千载，救民无数；华夏屡遭时疫，皆仰之以度困厄。中华民族之未如印第安遭染殖民者所携疾病而族灭者，中医之功也。

医兴则国兴，国强则医强。百年运衰，岂但国土肢解，五千年文明亦不得全，非遭泯灭，即蒙冤扭曲。西方医学以其捷便速效，始则为传教之利器，继则以"科学"之冕畅行于中华。中医虽为内外所夹击，斥之为蒙昧，为伪医，然四亿同胞衣食不保，得获西医之益者甚寡，中医犹为人民之所赖。虽然，中国医学日益陵替，乃不可免，势使之然也。呜呼！覆巢之下安有完卵？

嗣后，国家新生，中医旋即得以重振，与西医并举，探寻结合之路。今也，中华诸多文化，自民俗、礼仪、工艺、戏曲、历史、文学，以至伦理、信仰，皆渐复起，中国医学之兴乃属必然。

迄今中医犹为国家医疗系统之辅，城市尤甚。何哉？盖一则西医赖声、光、电技术而于 20 世纪发展极速，中医则难见其进。二则国人惊羡西医之"立竿见影"，遂以为其事事胜于中医。然西医已自觉将入绝境：其若干医法正负效应相若，甚或负远逾于正；研究医理者，渐知人乃一整体，心、身非如中世纪所认定为二对立物，且人体亦非宇宙之中心，仅为其一小单位，与宇宙万象万物息息相关。认识至此，其已向中国医学之理念"靠拢"矣，虽彼未必知中国医学何如也。唯其不知中国医理何如，纯由其实践而有所悟，益以证中国之认识人体不为伪，亦不为玄虚。然国人知此趋向者，几人？

国医欲再现宋明清高峰，成国中主流医学，则一须继承，一须创新。继承则必深研原典，激清汰浊，复吸纳西医及我藏、蒙、维、回、苗、彝诸民族医术之精华；创新之道，在于今之科技，既用其器，亦参照其道，反思己之医理，审问之，笃行之，深化之，普及之，于普及中认知人体及环境古今之异，以建成当代国医理论。欲达于斯境，或需百年欤？予恐西医既已醒悟，若加力吸收中医精粹，促中医西医深度结合，形成 21 世纪之新医学，届时"制高点"将在何方？国人于此转折之机，能不忧虑而奋力乎？

予所谓深研之原典，非指一二习见之书、千古权威之作；就医界整体言之，所传所承自应为医籍之全部。盖后世名医所著，乃其秉诸前人所述，总结终生行医用药经验所得，自当已成今世、后世之要籍。

盛世修典，信然。盖典籍得修，方可言传言承。虽前此 50 余载已启医籍整理、出版之役，惜旋即中辍。阅 20 载再兴整理、出版之潮，世所罕见之要籍千余部陆续问世，洋洋大观。

今复有"中医药古籍保护与利用能力建设"之工程，集九省市专家，历经五载，董理出版自唐迄清医籍，都400余种，凡中医之基础医理、伤寒、温病及各科诊治、医案医话、推拿本草，俱涵盖之。

噫！璐既知此，能不胜其悦乎？汇集刻印医籍，自古有之，然孰与今世之盛且精也！自今而后，中国医家及患者，得览斯典，当于前人益敬而畏之矣。中华民族之屡经灾难而益蕃，乃至未来之永续，端赖之也，自今以往岂可不后出转精乎？典籍既蜂出矣，余则有望于来者。

谨序。

第九届、十届全国人大常委会副委员长

许嘉璐

二〇一四年冬

王 序

中医学是中华民族在长期生产生活实践中，在与疾病作斗争中逐步形成并不断丰富发展的医学科学，是中国古代科学的瑰宝，为中华民族的繁衍昌盛作出了巨大贡献，对世界文明进步产生了积极影响。时至今日，中医学作为我国医学的特色和重要医药卫生资源，与西医学相互补充、相互促进、协调发展，共同担负着维护和促进人民健康的任务，已成为我国医药卫生事业的重要特征和显著优势。

中医药古籍在存世的中华古籍中占有相当重要的比重，不仅是中医学术传承数千年最为重要的知识载体，也是中医为中华民族繁衍昌盛发挥重要作用的历史见证。中医药典籍不仅承载着中医的学术经验，而且蕴含着中华民族优秀的思想文化，凝聚着中华民族的聪明智慧，是祖先留给我们的宝贵物质财富和精神财富。加强对中医药古籍的保护与利用，既是中医学发展的需要，也是传承中华文化的迫切要求，更是历史赋予我们的责任。

2010 年，国家中医药管理局启动了中医药古籍保护与利用能力建设项目。这既是传承中医药的重要工程，也是弘扬优秀民族文化的重要举措，不仅能够全面推进中医药的有效继承和创新发展，为维护人民健康做出贡献，也能够彰显中华民族的璀璨文化，为实现中华民族伟大复兴的中国梦作出贡献。

相信这项工作一定能造福当今，嘉惠后世，福泽绵长。

国家卫生和计划生育委员会副主任

国家中医药管理局局长

中华中医药学会会长

王国强

二〇一四年十二月

马 序

　　新中国成立以来，党和国家高度重视中医药事业发展，重视古籍的保护、整理和研究工作。自 1958 年始，国务院先后成立了三届古籍整理出版规划小组，分别由齐燕铭、李一氓、匡亚明担任组长，主持制订了《整理和出版古籍十年规划（1962—1972)》《古籍整理出版规划（1982—1990)》《中国古籍整理出版十年规划和"八五"计划（1991—2000)》等，而第三次规划中医药古籍整理即纳入其中。1982 年 9 月，卫生部下发《1982—1990 年中医古籍整理出版规划》，1983 年 1 月，中医古籍整理出版办公室正式成立，保证了中医古籍整理出版规划的实施。2002 年 2 月，《国家古籍整理出版"十五"（2001—2005）重点规划》经新闻出版署和全国古籍整理出版规划领导小组批准，颁布实施。其后，又陆续制定了国家古籍整理出版"十一五"和"十二五"重点规划。国家财政多次立项支持中国中医科学院开展针对性中医药古籍抢救保护工作，文化部在中国中医科学院图书馆专门设立全国唯一的行业古籍保护中心，国家先后投入中医药古籍保护专项经费超过 3000 万元，影印抢救濒危珍、善、孤本中医古籍 1640 余种，开展了海外中医古籍目录调研和孤本回归工作。2010 年，国家财政部、国家中医药管理局安排国家公共卫生专项资金，设立了"中医药古籍保护与利用能力建设项目"，这是继 1982～1986 年第一批、第二批重要中医药古籍整理之后的又一次大规模古籍整理工程，重点整理新中国成立后未曾出版的重要古籍，目标是形成并普及规范的通行本、传世本。

为保证项目的顺利实施，项目组特别成立了专家组，承担咨询和技术指导，以及古籍出版之前的审定工作。专家组中的许多成员虽逾古稀之年，但老骥伏枥，孜孜不倦，不仅对项目进行宏观指导和质量把关，更重要的是通过古籍整理，以老带新，言传身教，培养一批中医药古籍整理研究的后备人才，促进了中医药古籍保护和研究机构建设，全面提升了我国中医药古籍保护与利用能力。

作为项目组顾问之一，我深感中医药古籍保护、抢救与整理工作的重要性和紧迫性，也深知传承中医药古籍整理经验任重而道远。令人欣慰的是，在项目实施过程中，我看到了老中青三代的紧密衔接，看到了大家的坚持和努力，看到了年轻一代的成长。相信中医药古籍整理工作的将来会越来越好，中医药学的发展会越来越好。

欣喜之余，以是为序。

中国中医科学院研究员

马继兴

二〇一四年十二月

校注说明

陈文中，字文秀，生卒年不详（约 1190—1258），宿州符离（今安徽宿县）人，后迁居涟水（今属江苏），为宋代著名儿科医家。陈氏医德高尚，医术精深，曾就职于太医局（1241—1251），官和安郎判太医局兼翰林良医。著有《小儿痘疹方论》《小儿病源方论》，重点阐发其对于小儿痘疹、病源的认识。

陈氏以小儿科见长，约于公元 1254 年（南宋宝祐甲寅）著《小儿病源方论》，目的是使"目之所不见，力之所不及者"，免遭"夭枉之祸"，故"图其形状，别其证候，迹其方论"。全书一卷。后经明人熊宗立类证析为四卷。此书刊行之后，流传甚少，原本已佚，仅有熊宗立类证本流传至今。按刊印时间先后，现存《陈氏小儿病源方论》版本主要有：明正德戊辰（1508）存德堂新刊本、日本元禄癸酉（1693）本、民国二十四年（1935）故宫博物院委托商务印书馆影印宛委别藏本、商务印书馆 1958 年排印本。

本次校注以宛委别藏本（收录熊宗立明成化三年丁亥类证本）为底本，以明正德戊辰（1508）存德堂新刊本为主校本，以日本元禄癸酉（1693）本为参校本。他校参考《小儿卫生总微方论》《幼幼新书》《薛氏医案》等著作。

校注原则：

1. 凡底本中因写刻致误之明显错字予以径改。俗写字、异体字、古今字，以通用字律齐，不出校。通假字保留，一律出校注说明。

2. 采用现代标点方法，对原文进行句读。

3. 注释仅限于冷僻字词，不做句释和医理的发挥。注音采用汉语拼音加直音的方法。

4. 对冷僻字词的训释以历代训诂专书为据，重见者不复注。

5. 凡底本中有明显脱、误、衍、倒之处，信而有征者，予以改正，并出校说明；无明显证据者，出校存疑。

郑 序

尝闻范文正公之言曰：不为宰相，当为良医。夫为宰相之尊，岂医者之卑所事同日语？反而思之，宰相以道济天下，医者以术济斯人，其位望虽不同，其存心于济人一也。余见世之所谓医者，以病试药，以药试人，比比皆是，间有一剂而愈者，出于幸也，孰能收万全之效乎？淳祐庚戌，来游涟水，所见医者惟陈公文秀一人而已。陈公明大小方脉，于小儿痘疹尤造其妙。涟水自守将萧宣使以下，与夫时官富民之家，多以疾笃为忧，群医环视，缩手无措，而公独优悠和缓，随证施治，皆收奇功。至于闾阎①细民以急告者，公不以其家窘窭②，匍匐往救，所赖以全活者不可枚举。公又虑目之所不见、力之所不及者，必罹夭枉之祸，于是图其形状，别其证候，迹其方论，厘为一卷，名为《小儿病源方论》，板而行之，其意欲使天下后世具受其惠。吁！陈公之心，其文正公之心乎？

公姓陈，名文中，字文秀，宿之符离人也。金亡归宋，处涟水十五年。涟人无小大、识与不识，皆称之为宿州陈令。居维扬，医道盛行，有子业儒，呼卢喝六③之报其在是乎！余

---

① 闾阎（lǘyán 驴言）：泛指平民百姓。闾，古代居民的基层单位，以二十五家为一闾；阎，里巷的门。

② 窘窭（jiǒngjù 炯巨）：贫穷、困苦之意。

③ 呼卢喝六：古代赌博掷骰子时为求胜彩，赌博人且掷且喝的行为。这里借指赌博。

得其书，味之不释手，嘉其用心古而择术精，故叙所见于卷末。

时宝祐①甲寅涟水户曹郑全子英序

---

① 宝祐：公元 1253～1258 年，是宋理宗赵昀的第六个年号。

目 录

卷　一

养子真诀

小儿胎禀

豪贵之家居于奥室①，怀孕妇人饥则辛、酸、咸、辣无所不食，饱则恣意坐卧，不劳力，不运动，所以腹中之日，胎受软弱。儿生之后，洗浴棚②包，藏于帷帐之内，不见风日，譬如阴地中草木，少有坚实者也。

胎禀怯弱

小儿因胎禀怯弱，外肥里虚，面白色，腹中虚响，呕吐乳奶，或便青粪，或头大囟开，若失治者，后必为慢惊风而难愈也。宜预服长生丸。

养子调摄

养子若要无病，在乎摄养调和。

吃热，吃软，吃少，则不病。

吃冷，吃硬，吃多，则生病。

忍三分寒，吃七分饱，频揉肚，少洗澡。

妇人乳汁者，血也，其血属阴，味甘而性冷。饮乳小

---

① 奥室：内室，深宅。《后汉书·梁冀传》："堂寝皆有阴阳奥室，连房洞户。"

② 棚：同"绷"。

儿，因用汤水揾缴①唇口，致令冷气入腹，伤动脾胃，遂成大患也。

论下胎毒

古方言：小儿始生落草之时，便服朱砂、轻粉、白蜜、黄连水，欲下胎毒。盖今之人比古者，起居摄养大段不同，其朱砂、轻粉、白蜜、黄连，乃能伤脾败阳之药，若与服之，后必生患，或吐奶，或粪青，或吐泻，或痰涎咳嗽，或喘急，或腹胀，或腹中气响，或惊悸。大抵人之所生，犹树木而有根本，则枝叶茂盛。若人之根本壮实，则耐风寒，免使中年之后服脾胃药，灸丹田、三里穴也。凡下胎毒，只宜用淡豆豉煎浓汁，与儿饮三五口，其毒自下，又能助养脾元，消化乳食。

哺儿乳法

小儿百日晬②内，或呕吐乳奶，或粪青色，用年少妇人乳汁一盏，入丁香十枚，去穰陈皮一钱，于瓷器内同煎一二十沸，却去丁香、陈皮，稍热与儿服之。

辨儿虚实

小儿面红如桃花色，大粪黄稠，小便清澈，手足和暖，乃表里俱实，其子易养也，不宜服药。切不可揾缴唇口，亦不可服镇心凉药，恐伤动脾胃，呕奶粪青，而生惊掣之患。

---

① 揾（zhǎn 展）缴：用松软的东西轻轻擦拭或按压。
② 晬（zuì 最）：古代称婴儿满一百天或一周岁。

小儿面红色，乃为童颜，外实也。

小儿大粪黄稠，内实也。

已①上三证并不宜服药。

小儿吐乳食者，胃冷也。

小儿乳食不消化者，脾虚也。

小儿大便酸臭气者，饱伤也。

已上三证宜多服长生丸。

小儿面白色者，气血衰少也。更加木香、当归入木香散内。

小儿大粪青色，胃与大肠虚冷也。加丁香、厚朴入木香散内。

儿呕奶者，胸中寒也。加丁香、陈皮入木香散内。

已上三证并宜服长生丸、木香散。木香散内依前证各加二味。

辨儿冷热

小儿热证

两腮红，大便秘，小便黄，渴不止，上气急，脉息急，足胫热。

已上不可服热药。

小儿冷证

面白，粪青色，腹虚胀，呕乳奶，眼珠青，脉微沉，足胫冷。

已上不可服冷药。

---

① 已：通"以"，如《荀子·非相》："为人之所以为人者何已也。"杨倞注："已与以同。"

病宜早医

昔韩伯休有病不服药，先当择医，若不择医，恐不死于病，而死于药。

经云：谈方论药易，明脉识证难。

古语云：贫无达士将金赠，病有闲人论药方。

病不早治，治不对证，迷邪谤正，顺同恶异；病淹日久，困乃求医，纵得良医，活者几希。

孙真人云：能医十男子，莫治一妇人，能治十妇人，莫疗一小儿。医有十三科，最莫难于小儿也。

养子十法

一要背暖。

经云：其背脊骨第三椎下，去骨两傍各一寸半，是肺腧二穴也。若背被风寒，伤于肺腧经，使人毫毛耸直，皮肤闭而为病。其证或咳，或嗽，或喘，或呕哕，或吐逆，及胸满、增①寒壮热，皆肺经受寒而得之，故宜常令温暖。

二要肚暖。

俗曰：肚无热肚。肚者，是胃也，为水谷之海。若冷则物不腐化，肠鸣、腹痛、呕哕、泄泻等疾生焉。经云：胃热能消谷，必能饮食。故肚宜暖。

三要足暖。

经云：足是阳明胃经之所主也。俗曰寒从下起，此之谓也。

---

① 增：存德堂新刊本作"憎"。增，通"憎"，《墨子·非命下》："我闻有夏人矫天命于下，帝式是增，用爽厥师。"

四要头凉。

经云：头者，六阳之会，诸阳所凑也。头脑为髓之海，若热则髓溢汗泄，或囟颅肿起，或头缝开解，或头疮目疾。俗曰：头无凉头。故头宜凉。

五要心胸凉。

其心属内火，若外受客热，内接心火，则内外俱热也。其证轻则口干舌燥，腮红面赤；重则啼叫惊掣。故心胸宜凉。

六者，勿令忽见非常之物。

小儿忽见非常之物，或见未识之人，或鸡鸣犬吠，或见牛马等兽，或嬉戏惊触，或闻大声，因而作搐者，缘心气乘虚而精神中散故也。常用补心温气药治之。如用镇心法，水银、牛黄、朱砂、金、银、脑子等药，则成慢惊风搐。如腹胀足冷者，难治也。

七者，脾胃要温。

经云：脾为黄婆，胃为金翁，主养五脏六腑。若脾胃全固，则津液通行，气血流转，使表里冲和，一身康健。盖脾胃属土而恶湿冷，饮乳小儿多因变蒸，上唇肿而头热，或上气身热，父母不晓，妄作伤风、伤食治之，或以解药出汗，或以食药宣利，或以凉药镇心，或以帛蘸汤水揾缴唇口，致令冷气入儿腹内，伤儿脾胃，传于大肠，故粪便青色。久而不已者，即吐；吐而不已者，作搐。见儿作搐，又言热即生风，转用凉药治之，因此败伤真气而不救者多矣。经云：脾土虚弱，肝木盛冷，故筋挛而作搐，宜用补脾温胃下气药治之。药性既温则固养元阳，冷则败伤真气，是以脾土宜温，不可不知也。

八者，儿啼未定勿便饮乳。

呕奶、粪青色，缘儿在胎之时，其母取冷过度，冷气入于胎胞之中。儿生之后，因悲啼未定，便与乳奶，与冷气蕴搐于腹内，久而不散，伤儿脾胃，轻则呕奶粪青，重则腹胀肚鸣，气逆涎潮，以致难愈。急宜服长生丸以治之。

九者，勿服轻朱。

轻粉味辛，性冷下痰，损心气。

朱砂味甘，性寒下涎，损神气。

二味相合，虽下痰涎，其性寒冷，损心损神，亦不可独用也。

若儿胎受壮实，服之软弱也。

若儿胎受怯弱，服之易伤也。

新生婴儿下胎毒，坠痰涎，多致损害，皆是轻、朱二味之所误也。

十者，宜少洗浴。

小儿一周之内，皮毛、肌肉、筋骨、髓脑、五脏六腑、荣卫气血皆未坚固，譬如草木茸芽之状，未经寒暑，娇嫩软弱，今婴孩称为芽儿故也。一周之内，切不可频频洗浴，恐湿热之气郁蒸不散，身生赤游丹毒，俗谓之赤流，片片如胭脂涂染，皆肿而壮热。若毒入腹者，则腹胀哽气，以致杀儿，此因洗浴而得也。若肌肉宽缓，腠理开泄，包裹失宜，复为风邪所乘，而身生白流，皆肿而壮热也，或增寒壮热，鼻塞脑闷，或上气痰喘，咳嗽吐逆，种种之疾，皆因洗浴脱着而得也。为儿父母宜鉴之哉。

治赤流丹毒

可用一小篦刀子，疏去流头赤晕恶血毒汁，次以冰黄散涂之。

冰黄散

土硝一两　大黄细末，一钱

二味相合，新汲水调搅匀，用鸡羽蘸药，时时涂扫，勿令干。

葛根白术散

治一切赤白丹肿毒。

白术一钱　茯苓　干葛　木香　赤芍药　甘草炙。各钱半
枳壳去穰麸炒，二钱半

上为散，每服三钱，水一盏，煎七分，去滓，温服，量儿大小加减。

小儿变蒸候

小儿有十变五蒸者，乃生精神意智也。五脏五腑以应十干，其心包络与三焦合而成六脏六腑，以应十二经络也。

小儿变蒸者，俗谓之牙生骨长。譬如蚕之有眠，龙之脱骨，虎之转爪，皆同此类变生而长也。

变蒸形证

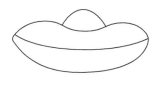

变蒸图一

生五脏，主其里

始得之，上唇有白珠泡子，身热微，欲惊悸，或呕哕，至七日变讫。

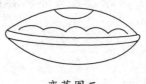
变蒸图二

生五腑，主其表

始得之，上唇微肿有如卧蚕，身体壮热，额热，或乍凉乍热，唇口鼻干，哽气呕逆，时欲惊，夜多啼哭，至十三日，变蒸讫。

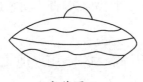
变蒸图三

主其表里

唇口干燥，咳嗽闷乱，哽气腹痛，及身体骨节皆痛，或目上视，时惊悸。

变蒸期候

小儿始生，至三十二日为一变生癸。

长肾脏气，属足少阴经。

六十四日二变一蒸生壬。

长膀胱腑气，足太阳经。

九十六日三变生丁。

长心脏气，手^①少阴经。

一百二十八日四变二蒸生丙。

长小肠腑气，手^①太阳经。

一百六十日五变生乙。

长肝脏气，足厥阴经。

一百九十二日六变三蒸生甲。

长胆腑气，足少阳经。

二百二十四日七变生辛。

长肺脏气，手^①太阴经。

二百五十六日八变四蒸生庚。

长大肠腑气，手^①阳明经。

二百八十八日^②九变生己。

长脾脏气，足太阴经。

三百二十日^③十变五蒸生戊。

长胃腑气，足阳明经。

心包络为脏_{属手厥阴经}，三焦为腑_{属手少阳经}。

上一脏一腑俱无形状，故不变不蒸也。

前十变五蒸既讫后，又有三大蒸。

六十四日为一大蒸_{计三百八十四日}。

又六十四日为二大蒸_{计四百四十八日}。

卷一

九

---

① 手：原误作"足"，诸本同，据医理改。

② 二百八十八日：原为"二百八十九日"。变蒸以三十二日为周期，据此计算应为"二百八十八日"，另据《薛氏医案·保婴撮要》"二百八十八日"，故改。

③ 三百二十日：原为"二百二十日"。变蒸以三十二日为周期，据此计算应为"三百二十日"，另据《薛氏医案·保婴撮要》"三百二十日"，故改。

又六十四日为三大蒸_{计五百一十二日}。

至五百七十六日变蒸即毕。

所以变者，生五脏也；变而蒸者，养五腑也。儿乃成人也。其血脉方充，骨节始荣，生精神，长情性，有异于前。

当变蒸之时，看儿子唇口，如上唇微肿，有如卧蚕，或有珠泡子者，是变蒸证。切不得艾火着灸，即宜少与乳食，亦不可妄投药饵。若不依此，必致杀儿。文中屡见有此，故书以告。

神仙黑散子

治小儿变蒸与伤寒相似者，当详其证。若上唇中心有白点子者，为宜服此。

麻黄_{去节}　大黄　杏仁_{和皮。各一钱}

上烧存性为末，每服一字，水半盏煎服。抱儿于温暖处，连进，有微汗，身凉，即瘥。

惺芎散

治小儿变蒸发热，或咳嗽痰涎，鼻塞声重。

茯苓　白术　人参_{去芦}　甘草　桔梗　细辛_{去苗}　川芎_{各等分}

上为粗末，每服三钱，水一茶盏，煎七分，去滓，稍热，不饥不饱时服。

卷　二

形证门

手纹三关之图

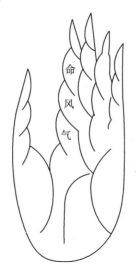

辨三关手纹诀

夫小儿三岁以前，血气未定，呼吸至数太过，难以准候。若有疾，必须看其虎口纹脉，辨验形色，可察其病之的要。食指初节为气关，中节为风关[①]，末节为命关。古人云：初得气关病易治，传入风命便难陈。

---

① 食指初节……为风关：此种说法与《小儿卫生总微方论》同。《幼幼新书》则曰："初节为风关，中节为气关。"

气关易治，风关病深，命关黑死。

有此通度三关脉候，是极惊之候，必死。余并可医。

男看左手，女看右手。

青是四足惊，赤是水惊，黑是人惊。

辨三关病源之诀，未易言之，详见吴洪方及范元鼎"虎口脉纹掌诀"，郑氏《幼幼新书》，此则持其大略矣。

面部形图

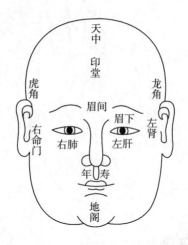

面青、眼青，肝之病；面赤，心之病；面白，肺之病；面黄，脾之病；面黑，肾之病。先欲别其五脏所主，次看禀受盈亏，昭气虚实，明其形候，审定生死，然后施治，是为良医也。

陈氏云：青主肝实，白主肝虚，赤主热，青主风入肺，赤主肺气热。一云：红赤而惨，主伤寒。

辨面色主病诀

歌曰：

> 儿子天中青，多因果子癥。
>
> 若也天中紫，裸食所伤因。
>
> 黄色天中见，看来乳积成。
>
> 龙角青筋起，皆缘四足惊。
>
> 或然虎角黑，水扑是其形。
>
> 赤色印堂上，儿惊必是人。
>
> 眉间赤黑子，急疗莫沉吟。
>
> 红赤眉毛下，分明死不生。

又歌曰：

> 面色黄时疳积攻，青而黯色是惊风。
>
> 吐而乳白兼黄白，若是伤寒色赤红。

五脏受惊积冷热形证图

肝属东方木

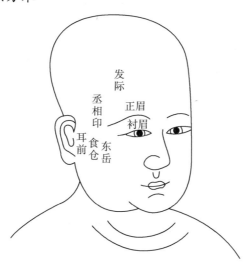

诗曰：

> 肝惊起发际，肝积在食仓，
>
> 肝冷面青白，肝热正眉当。

肝脏受惊论

论曰：候起发际，其色浅白。若至丞相印，即变惊风。浑身发热，夜间多啼，宜下惊风药。若退，即可调治，若其色不退，下至东岳，即有死候。耳前穴黑，金克于木，若是外候，鼻干燥，眼睛吊上。肝主筋，筋缩则睛无光，即是肾绝。瞳子不转，即是肝绝，爪甲黑也。

肝脏受积论

论曰：候起食仓，其色微黄，下侵衬眉，即是受积。黑睛黄赤，早晚发热则爱睡，乃死候，啼哭无泪是也。

肝脏受冷论

论曰：面青淡白，眼中泪出，齿龈淡白，口中清水，大便酸气，日中多睡，夜间煎逼是也。

肝脏受热论

论曰：候起正眉，薄有赤气，即冲丞相，心裹于肝，两眼亦赤，多有眼脂，小者吐奶，大者吐食，有痰生风，早晚发热，多啼少睡。

心属南方火

诗曰：

> 心惊在印堂，心积额角荒，
>
> 心冷太阳位，心热面颊装。

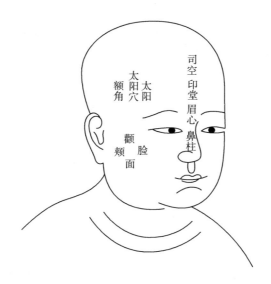

司空 印堂 眉心 鼻柱

太阳 太阳穴 额角

颧 脸 面

心脏受惊论

论曰：候起印堂，其色微黑，下至眉心，赤则生风。若至鼻柱，即有死候。皮无血色，更生血黶[①]，水克于火，恶即两日，亥子难过。外候多焦渴，吃乳不收，舌出口外是也。

心脏受积论

论曰：候起额角，太阳穴虚，两眼白赤，小便如泔，面合地卧，即吐热气，此恶候也。

心脏受冷论

论曰：候起太阳，黑筋脉子来侵印堂，面色淡赤，目即无光，要转奶食，口吐清水，日多烦渴。

心脏受热论

论曰：候起面颊，更脸赤色，多惊少睡，发干烦渴，

① 血黶（yǎn 演）：指暗红色的斑。黶：黑色的痣。

鼻下赤烂，口气冲人，牙龈恶臭，睡卧开口，多有烦躁。外候则吐虫也。

　　脾属中央土

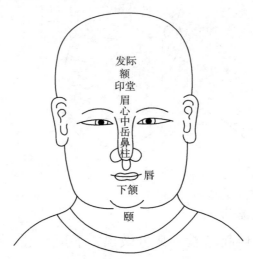

发际
额
印堂
眉
心中岳鼻柱
唇
下颔
颐

　　诗曰：

　　　　脾惊正发际，脾积唇应黄，

　　　　脾冷眉中岳，脾热穴太阳。

　　脾脏受惊论

　　候起发际，其色微青，即传于肝。若至眉心，其色渐赤，即传于心。若至鼻柱，其色必白。若分两耳，黑气连之，即生惊风。如此不退，周时必死。其候唇不盖齿，口无津液，此是脾绝。四肢逆冷，胃主四肢，此是胃绝。五日后寅卯时死。外候则泻黑血也。

　　脾脏受积论

　　论曰：口唇黄色，两眼沉肿，早晚面浮，太阳穴调。外候头疼，腹胀，大便食不消化，频频夜起。伤冷则泻白粪。若脏热，则赤。若冷热不调，则赤白痢。

脾脏受冷论

论曰：候起眉心、中岳，其色淡白，来侵鼻柱、元珠。外候粪白，食不消化，泄泻无时，下应唇白乃呕逆，面色黄赤。

脾脏受热论

论曰：候起太阳穴，白薄皮起如竹膜，口唇干燥，兼有口气。外候小便赤，大便秘，夜间颠叫。

肺属西方金

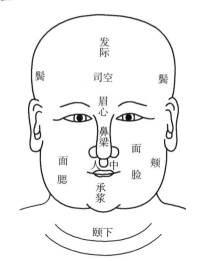

诗曰：

　　　　肺惊发鬓赤，肺积发际当，

　　　　肺寒人中见，肺热面腮傍。

肺脏受惊论

论曰：候起发鬓，其色微赤，传于司空，则生惊风。外候气喘无力，多啼叫。若至鼻梁，即主死候。作鸦声，喉中响，哭无泪，鼻干黑，燥是也。

肺脏受积论

论曰：候起发际，其色微赤，下至眉心，腹胀恶心。若至鼻梁，更到准头，即是死候。气喘不回，只三日午未时死。

肺脏伤寒论

论曰：候起人中，下至承浆、颐下，春即青，夏即赤，秋即白，冬即黑。外候鼻涕流，两眼赤昏，两颊赤，喘气喉响。其恶候则面黑咬人，鼻黑身热，气喘不定是也。

肺脏受热论

论曰：候起面颊，其色青白，到冲承浆。若外候鼻中出血，夜间多啼，有烦躁甚，则为疳也。

肾属北方水

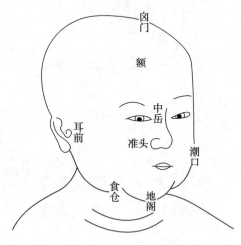

诗曰：

　　肾惊耳前穴，肾积眼泡相，

肾冷额色紫，肾热赤食仓。

肾脏受惊论

论曰：候起耳前穴，其色微黄，下侵潮口。若外候梦中咬牙，乃侵地阁，则生恶候，面黑恶叫，汗出如胶黏，其耳前穴黑也。

肾脏受积论

论曰：候起两眼深沉，其色微黑，眼睛微赤。外候聍耳兼聋，囟门生疮，愈而又发是也。

肾脏受冷论

论曰：候起额上，色紫而微青，下侵中岳，满面青白，多哯①顽涎，亦多睡，少精光也。

肾脏受热论

论曰：候起食仓，其色微赤，下到准头而还，日久涎烂。外候耳重听，多眼脂，小便赤色是也。

辨儿形色歌

　　　　紫色红伤寒，青惊白色疳，
　　　　黑时因中恶，黄即困脾方。

① 哯（xiàn 现）：《说文解字》："哯，不呕而吐也。从口见声。"

卷 三

惊风门

小儿惊风二证，方书未尝分析详细。盖惊自惊，风自风，当分别而治疗之。世俗通言热极生风，殊不知寒、暑、燥、湿之极，亦能生风。见儿作搐，不察形气虚实，便用牛黄、朱砂、脑、麝之剂，以致不救者多矣，深可悯念。今将祖父秘授小儿惊风二证源因方论集成一卷，锓梓①以广其传，庶使小儿不致夭枉，亦不失祖父济人之意。文中谨述。

论惊搐源因

蓄气而作搐，结气而成痫。

小儿多因惊怖，而风冷之气蓄于咽喉间，抟于心肺，传入肝胆，其气上不能升，下不能降，使津液上滞不得流行，故痰涎壅闭而作搐矣。如腹中气逆，囟门肿陷，则难愈。

治法先去痰涎，次固元气，元气盛则津液行，血气流转，自然不搐。

服药次序

先服苄蝎散，用手法斡去寒痰冷涎。

---

① 锓梓（qīnzǐ 侵子）：指刻板印刷。书板多用梓木，故称之。

次服油珠膏，润心肺，补脾肾。

后服益真汤，温壮元气。

助服前朴散，宽上实下。

辨不救证

搐而不休，休而再搐。惊叫发搐，汗出足冷。痰满胸喉，口开目直。

论风搐源因

一　小儿误服凉药镇心宣导，或用帛蘸汤水揾缴唇口，因此伤动脾胃，或泄泻，或腹胀，或腹中气响。

二　小儿面少血色，常无喜容，不看上而视下。

三　小儿囟颅高急，头缝青筋，时便青粪。

四　小儿肌体肥壮，粪如青涕，或如冻汁。

五　小儿时时眨，音扎，目动也。粪便青白沫，有时干咽①。

已上五证忽时呕吐者，必成阴痫，俗谓之慢惊风。

医患之家不究病之源因，不分阴阳表里，又不察色脉虚实，妄谓热即生风，便饵牛黄、朱砂、脑、麝镇心等药，因此败伤真气，搐而不救者多矣。盖真气者，元阳也。其药性温则固养元阳，冷则败伤真气，故宜用温中下气药治之。

论脏腑惊证

肝惊眼赤粪青，胆惊面青下白。

---

① 咽（yē椰）：干呕之意。

心惊面脸红赤，小肠惊夜啼至晓。

脾惊五心热干呕，胃惊腹胀不食。

肺惊气喘吃水，大肠惊喉中疾①作声。

肾惊梦中咬牙，三焦惊②睡中惊哭。

惊、痫、忤三证相似

惊即发拳搐，痫即搐搦，忤则掣疭。

论急惊风证

小儿平常无事，忽发壮热，手搐搦，眼目戴上，涎潮壅塞，牙关紧急，身热面赤，此急惊风证。急惊属阳属腑，当治以凉。

论急惊病源

小儿素热，或因食生冷油腻，膈实有痰，致肝有风热而为是病。

论慢惊风证

小儿面青白，身无热，口中气冷，多啼不寐，目睛上视，项背强直，牙关紧急，呕涎潮，或自汗，此慢惊风证。慢惊属阴属脏，当治以温。

论慢惊病源

小儿吐泻，恶心，口干，吐奶，舌出红，眼闭，摇头，发直，心闷，气粗，两胁动，口生白疮。

---

① 疾：存德堂新刊版作"痰"。

② 惊：原脱，据上文补。

论慢脾风证

夫小儿脏腑娇嫩，皮骨软弱，血气未平，精神未定，言语未正，经络如丝，脉息如毫，不可妄投药饵，亦不可汤缴口舌。无病者，在乎摄养如法，调护正气。有疾者，先看外证，详明虚实，而为治矣。

一　小儿头虽热，眼珠青白而足冷。

二　小儿头虽热，或腹胀而足冷。

三　小儿头虽热，或泻而足冷。

四　小儿头虽热，或呕而足冷。

五　小儿头虽热，或渴而足冷。

已上五证，忽然吐而作搐者，名曰慢脾风。速与补脾益真汤一服，每服三钱，更加全蝎一枚。如因惊而搐者，宜与前朴散一服，每服三钱，更加附子、前胡各半钱。小儿亦有下虚上实、里寒外热之证。

方　药

芎蝎散

治小儿脑髓风。囟颅开解，皮肉筋脉急胀，脑骨缝青筋起，面少血色，或腹中气响，时便青白色沫，或呕吐痰涎，欲成慢惊风，搐足胫冷者，或大人气上冲，胸满，头面肿痒。

川芎　荜拔各一两　蝎梢去毒尖，一钱，焙　细辛去苗　半夏酒浸一宿，汤洗七次，焙干。各二钱

上为细末，热汤调，稍热空心服。一周儿每服抄一小

铜钱，量儿大小加减。

若痰满胸喉中，眼珠斜视，速与服。

目上直视，睛不转睛者，难救。

或痰气壅塞不能咽药，用一指于儿喉腭腭中探腕，就斡去寒痰冷涎，气稍得通，以药灌之。次服补脾益真汤，或以油珠膏选用之。

疾之生死，大抵在人之主持。此方家传累世，活幼甚效。文中今以刊行流布，使养子之家无夭横之痛，幸甚。

油珠膏

补脾肾，润心肺，专治气逆呕哕，及风痰作搐，并宜服之。

石亭脂硫黄中拣取如蜡色者　滑石各半两　半夏酒浸一宿，汤洗七次，焙　黑附子炮，去皮脐　天南星醋浸一宿，汤洗七次，焙

上为细末，每服一钱匕。用冷清荠半盏，滴麻油一点如钱大，抄药在油珠上，须臾坠下，却去其荠，与儿服，随后更用温清荠三五口压下。肚饥时服讫，候一时久，吃乳食，量儿大小加减药。

补脾益真汤

治小儿胎禀怯弱，外实里虚，因呕吐乳奶，粪便青色而成慢惊风。气逆涎潮，眼珠直视，四肢抽掣，或因变蒸客忤而作，或因持拘惊吓而作，或因误服镇心寒凉药而作。

木香　当归　人参　黄芪　丁香　诃子肉　陈皮　厚朴姜制　甘草炙　肉豆蔻面裹，煨　草果　茯苓　白术　官桂

半夏汤泡七次，姜汁制　附子炮。各等分　全蝎去毒微炒，每一服用一个

上㕮咀，每服三钱，水盏半，姜二片，枣一枚，煎六分，去滓，肚饥稍热服。服讫，心腹揉动，以助药力，候一时久，吃乳食。

渴者，去附子、丁香、肉豆蔻，加茯苓、人参。

泻者，加丁香、诃子肉。

呕吐者，加丁香、半夏、陈皮。

腹痛者，加厚朴、良姜。

腹胀者，加厚朴、丁香、前胡、枳壳。

咳嗽，加前胡、五味子，去附子、官桂、草果、肉豆蔻。

痰喘，加前胡、枳壳、赤茯苓，去附子、丁香、豆蔻、草果。

足冷，加附子、丁香、厚朴。

气逆不下，加前胡、枳壳，去当归、附子、肉豆蔻。

恶风自汗，加官桂、黄芪。

已上加减，与正方同等分。

此药性温不燥，亦治大人渴疾。汤饮盛谷，荡涤脾胃，以致脏腑虚弱，吃食减少，精神无力，日久衰困，而成淹殢①之患。

前朴散

治心腹结气，或呕哕泄泻，腹胀时痛，或发惊悸，并

---

① 淹殢（tì替）：比喻病程比较久。殢：滞留；困扰。

宜服。

前胡　白术　人参去芦　陈皮　良姜炒　藿香　甘草炙
厚朴姜制。各等分

上咬咀，每三钱，水一大盏，煎至七分，去滓，稍热，
肚饥时服。

二圣丸

治小儿腹胀，足冷面冷，或腹中气响而足冷，或水泻
而足冷，或渴而足冷，或粪青足冷，或头温足冷，或脉沉
微而足冷。

石亭脂如蜡块者，一两　黑附子炮，去皮，半两

上为末，饭丸如黄米大。周岁儿每服十丸，空心乳汁
送下。候一个时久，得吃乳。量儿大小增减丸数，秘传
累验。

长生丸

宽上实下，补脾治痰止泻。

槟榔　枳实麸炒。各一两　木香半两　砂仁　半夏姜制
丁香　肉豆蔻面裹煨　全蝎二十枚，去毒尖

上为末，饭丸如黍米大。一周儿服五十丸，空心乳汁
下，粥汤亦可，服讫半时久，得吃乳食，日二服。

塌气丸

治小儿脾虚腹胀，或疳泻黄瘦。

青皮一两　荜拔　胡椒各半两　木香二钱半　全蝎五枚

上为末，醋糊丸如黄米大。一周儿服十五丸，乳汁
下，粥汤亦得，空腹日二，服讫候半时，得吃乳食，量儿

大小加减。

远志煎

治小儿身体壮热，惊悸，心神不宁。

远志<small>去苗骨，甘草水煮，焙</small> 茯神<small>去木</small> 羚羊角屑 甘草<small>炙</small> 芜荑<small>各三钱</small> 蝎梢<small>十枚，去毒</small>

上为末，醋糊丸黍米大。一周儿每服一百丸，乳汁或米饮下，服讫候一时久，得吃乳食，量儿大小及病轻重加减丸数。

疏膈丸

治诸惊，亦治疳。出《圣惠方》。急惊最效。

干蟆<small>五月五日收者佳，一枚，以酒醋炙酥</small> 青黛 木香 槟榔 麝香 续随子<small>去壳，纸里挹去油。各一钱</small>

上为末，炼蜜丸如绿豆大。一周儿每服十五丸，二三岁加至三十丸，空心清米饮送下，服讫一时久，得吃乳食。

牛黄丸

治小儿心经积热，两腮红如胭脂，手足常热，唇口干燥。亦治急惊。

牛黄<small>一钱</small> 天竺黄<small>二钱</small> 郁金<small>三钱，真如蝉肚者</small> 栀子仁<small>四钱</small>

为末和均，炼蜜丸，黍米大。一周儿每服三十丸，薄荷汤下，量儿加减。

醉红散

治小儿急慢惊风，潮搐涎盛，口眼偏斜，精神昏闷。

天南星一枚，大者，酒浸，湿纸裹炮熟，焙干　蜈蚣一条，酒炙
白僵蚕炒，去丝嘴　全蝎去毒。各七枚　天仙子一字　朱砂别研
紫菀　杏仁　龙骨　防风　龙胆草　蝉蜕　百合　牛黄别
研　白芷　麝香各一钱　升麻三钱　大黄煨，四钱　酥一两　蜜
三两

上件药，先以牛黄、麝香、朱砂各研为末，除酥、蜜
外，十五味捣为粗末，用水一升，入银锅内，煎至三合，
以新绵滤去滓，却入锅内，入牛黄、麝香、朱砂末及酥、
蜜等，以柳篦不住手搅，慢火熬如稠饧方止，入瓷盒内
盛，密盖收之。

周岁儿每服一鸡头实大，沸汤化下。日二三服，量儿
大小加减。

不惊丸

治小儿因惊气而吐逆作搐，痰涎壅塞，手足掣疭，眼
睛斜视。

枳壳去穰麸炒　淡豆豉

上为末，每服一字。病甚者，服半钱，不拘时候服，
日三服。

急惊者，薄荷自然汁调下。慢惊者，荆芥汤入酒，三
五点调下。①

凡小儿急慢惊风，若睛珠上视，或上气喘急，足胫若
冷者，难愈。腹中急胀，眼睛上视不回者，必难治也。

---

① 醉红散……三五点调下：存德堂新刊版无此内容。

卷　四

惊风引证

论寒痰作搐

太师贾平章_{宝祐戊午两淮间阃①}子宣机三岁，头热目赤，痰齁②不已。一医言：风热盛，痰涎作。文中曰：因脾肺虚，而风冷寒痰所作。又一医言：热即生风，冷即生气。文中曰：不然。三冬盛寒，冷则生风；九夏炎炎，热则生气。盖风者，百病之长也。若寒得风，而谓之风寒；若热得风，而谓之风热；若燥得风，而谓之风燥；若湿得之，而谓之风湿。此非独热而生风也，如暗风、破伤风、脐风、慢惊风、急惊风及风痫、惊痫、食痫等证，而皆作搐，非但热而生风也。

宣机病始因头热目赤，便以凉药饵之，致令寒气客于喉厴之间，与津液相抟，又生痰齁证。其喉厴中寒痰冷气壅塞不通，故头热目赤无南得愈，治法当斡去喉厴中寒痰，令气得通，其病可得而愈。遂投芎蝎散一服，用手法斡去寒痰冷涎四五口，次以油珠膏一服而愈。

论风痰搐搦

尚书洪端明_{宝祐戊午淮东运使}子，始生未及三个月，腹胀

---

① 阃（kǔn捆）：统兵在外的将帅。
② 齁（hōu）：鼾声，打呼噜的声音。

满，足肚冷，囟门高急，上气涎潮，四肢搐搦。同坐众官皆言死证。洪公曰：我在前死了七八个儿子，皆是这般证候，此儿足见难医，枉废生受。亦不召医视之。或者言告文中，因往视而谓之曰：小官人此证候死不得，尚可救治。运使曰：此儿必死，毋劳用计。众官皆喜陈君高明，既有救疗之心，运使从说。乃用油珠膏一服，次用长生丸一服，便下黄稠黏涎约半盏，内有白奶块如小豆大十余块，是风痰结聚，乳奶一并便下。后用前胡厚朴散加附子两片，二服而愈。

淮西戴运使小娘子，始生周岁，腹中气响，痰涎壅闭，手足抽掣，欲与芎蝎散斡取痰涎。运使曰：儿子小，难以依此施治。文中曰：前制参刘菊坡小儿，始生五个月，因作搐乃服芎蝎散，斡去痰涎，次服油珠膏即愈。菊坡赠一跋于卷末。今运使小娘子因惊吓，蓄冷气于喉靥间，传入肝胆，其气上不能升，下不能降，使血气不能流转，故痰涎壅闭而作搐也。若不依此施治，必不起。遂以芎蝎散一服，用手法斡去喉靥中寒痰约半盏，次用油珠膏二服，后补脾益真汤三服，再前胡厚朴散、长生丸各二服而愈。

安抚叶大监宝祐戊午淮东制参子，始生八个月，搐而不休，乃惊食二痫证也。因惊怖未定，心气不足，便饵乳奶，使冷气与乳奶并搐于腹内，故腹中气响，上下滚滚，其气上则吐，下则泻，今抟于脾胃，则脾土虚弱，肝木盛冷，故筋挛而作搐。用油珠膏一服，次芎蝎散送下二圣丸一服，其搐止，又泻如泔水，用补脾益真汤二服。次日又搐，腹中气响上凑，芎蝎散一服，用手法将匙于喉中探，斡出痰涎数口，即止。只腹中气响攻上，不纳乳奶，肚中急胀，用塌气丸一服，后服长生丸愈。安抚赠一跋于卷。

慢惊风证

杨州安通判子，始生未满月，头温足冷，腹中气响，涎潮搐搦，名曰胎风。因乳母饮冷过度，冷气抟于胎胞之中，儿生之后，又因帛蘸冷水揾缴唇口，致令冷气入儿腹中，故头温①足冷，腹中响，涎潮搐，俗谓慢惊风。欲与油珠膏，府判曰：小儿纯阳，热即生风，何敢服附子、硫黄？文中曰：若与朱砂、脑、麝等凉剂，断然不救。况儿未经寒暑，脏腑娇嫩，骨脉软弱，当温养正气，气盛则寒痰消，腹中不响，其搐自止。用油珠膏八服，后补脾益真汤而愈。

急惊风证

两淮咨议萧宣使，生子一年三个月，忽然发热，两腮红如胭脂，足胫热，大便坚秘，小便赤少，忽然而搐，名曰急惊风。诸医治之未效，召文中以远志煎连进三服而愈。

痘疮引证

夫小儿患痘疮，文中所用之药无不应手取效。今略举数家，以为引证。

---

① 温：原脱，据存德堂新刊版补。

泄泻用药

涟水知军萧宣使孙女三岁，痘疮始出，泄泻。予用木香散送下豆蔻丸一服，泻止。至九日，其疮不肥满，根窠不红，咬牙喘渴。宣使谓：热毒在里，痘疮不出，欲与清凉饮。予曰：若与清凉饮，则耗真气，必致喘渴而死。宜木香散加丁香四十枚、官桂一钱，二服，又异攻①散一服。

至十日，其疮苍蜡色，咬牙喘渴皆止。

至十三日，疮痂不落，痒难忍，足指冷，咬牙，喘渴不已。予用异攻散加丁香半钱、官桂一钱，连二服，至十七日愈。

咬牙寒战

涟水军都总辖李路分孙七岁，痘疮七日，痒塌，寒战，咬牙，饮水，始召予视之。

予欲进异攻散，次用木香散。路分畏药热不肯服。

予曰：其疮痒塌，寒战，咬牙，饮水，是脾胃肌肉虚也。如与水饮，则转渴不已而死矣。当用木香散、异攻散急救表里，三日各三服，至十五日愈。

疮痘痒塌

涟水机密官周统制孙三岁，痘疮八日，发热腹胀，足指冷，咬牙，饮水，其疮痒塌，搔之血出，成凹坑。

予曰：发热腹胀，足指冷者，脾胃虚也。痒塌者，肌

---

① 攻：通"功"，如《墨子·非攻下》："易攻伐以治我国，攻必倍。"下同。

肉虚。咬牙饮水者,津液衰也。若热去即死矣。经云:阴虚则发热。宜木香散加丁香三十枚、官桂一钱,服之可也。

统制曰:如何更加丁香、官桂?

予曰:丁香攻里,官桂发表,其表里俱实,则不致痒塌喘渴而死。木香散连二服,又异攻散三服,至十七日愈。

表虚不长

前淮东运使洪中书子三岁,痘疮七日,如谷粟。中书曰:如何细碎不长?

予曰:为表虚不壮热也,可服异攻散。

中书曰:莫不太热?

予曰:热则气血和畅,自然出快。以异攻散加附子三片,官桂半钱,亲煎与服。至九日,根窠红满光泽,至十三日愈。

里虚不长

又一直阁七岁,痘疮四日,身热,渴,泻不止。

予曰:身热、泻、渴者,表实里虚也。木香散连三服,泻渴皆止,其疮光泽肥红而愈。

疮不成痂

杨州王咨议女九岁,痘疮十四日不成痂,脓水出不干,咬牙,饮水。

予曰:气血衰则咬牙,内虚则烦渴。宜木香散加丁香二十枚、官桂半钱,日夜三服。至十七日疮痂落而愈。

误食生冷

淮东制参乔宗丞子十三岁，痘疮十一日，误食柑子，因发热，痒，渴。

予曰：柑子味酸，收敛津液，故发热，痒，渴。用人参麦门冬散，三服愈。

身温频渴

淮东制参毛监丞五子皆出痘疮，三子不服而愈。一登仕十三岁，身温，频频要水吃，其疮细碎。

予曰：是肌肉虚，津液少也。木香散加丁香二十枚、官桂半钱，日夜三服，疮出根红快透。至十一日痂不落，又木香散加木香半钱、官桂一钱，连二服，至十七日愈。

又一直阁十岁，痘疮出，口干渴不止。木香散每服三钱重，水二盏，淡煎，时时服，首尾四服而愈。

疮不起发

杨州通判王宣机二子皆出痘疮。大者七岁，始出自利两次，其疮细碎不光泽，不起发。予用木香散加丁香三十枚、官桂半钱，连二服，泻止，疮出快透。

至十三日，其疮不结屪，不成痂，秕塌①，脓水粘衣，身痒不得眠。

予曰：痘始出时泻，今乃痒塌不屪，是内虚也。木香散加木香、官桂各半钱，连二服，仍以败草散掺其疮烂，至十八日愈。

_____

① 秕塌（bǐtā 比他）：此处指疮扁缩破溃。秕：坏，不良。

痘证惊搐

王宣机小直阁二岁，发热惊搐，足冷，痘疮欲出不出。用异攻散三服，共加丁香四十五枚、附子一钱。第二日木香散加丁香、附子、木香、桂各半钱，连二服，其搐止，足暖，疮出而愈。

宣解之过

淮东赵制干子十五岁，身壮热，哽气。医谓伤食，感应丸一服，泻二行，仍壮热哽气。又一医言伤寒，小柴胡汤加枳壳，其身不壮热，口干足冷。

予曰：始初身壮热，哽气，便是痘疮之证。口干足冷者，感应丸泻得里虚也，身不热者，柴胡解得表虚也。若加喘渴，则脾肺虚而不救矣。以木香散加丁香、官桂各半钱，二日进五服，第三日疮出，第七日成脓泡子，微渴，人参白术散一服，又木香散一服，十三日痂落而愈。

疮烂脓淫

淮东帅机赵通判女七岁，痘疮十三日，秕塌破烂，脓水出粘衣，坐卧不得。

予用木香散三服，又用败草散掺摊席上及干贴，即干愈。

校注后记

一、著者及版本源流

陈文中，字文秀，宿州符离（今安徽宿县）人，后迁居涟水（今属江苏），为宋代著名儿科医家。陈氏医德高尚，医术精深，曾就职于太医局（1241—1251）。著有《小儿痘疹方论》（1214）和《小儿病源方论》，重点阐发其对于小儿痘疹、病源的认识。

《小儿病源方论》约成书于公元1254年（南宋宝祐甲寅），全书一卷。后经明人熊宗立类证析为四卷。全书包括养子真诀、小儿变蒸候、形证门、惊风门、方药、惊风引证、痘疮引证等内容。此书刊行之后，流传甚少，据1991年中医古籍出版社出版的《全国中医图书联合目录》记载，现存主要有明刻本、日本元禄本、宛委别藏本、商务印书馆铅印本等。据此，笔者对相关版本进行了细致的考察。

（一）版本源流

《陈氏小儿病源方论》原本已佚。后经明人熊宗立（1409—1482）类证析为四卷。

现存《陈氏小儿病源方论》版本如下：

（1）《陈氏病源方论》四卷，明正德戊辰（1508）存德堂新刊本。馆藏：国家图书馆。

（2）《陈氏小儿病源方论》四卷，卷首一卷，宋·陈文中，撰本。日本大阪：洛阳书林，日本元禄六年（1693），有朱笔圈点编次，与《类证陈氏小儿痘疹方论》合印，10行21字，小字双行，白口，四周单边，单鱼尾。馆藏：国家图书馆。

（3）《选印宛委别藏》四十种，北平故宫博物馆辑，影印本。上海：商务印书馆，民国二十四年（1935）。牌记题：故宫博物院委托商务印书馆影印。钤"故宫博物院敬赠"印。总150册，本书为第52册，11行21字，白口，四周双边。馆藏：国家图书馆、上海中医药大学图书馆、中国中医科学院图书馆等。

（4）《陈氏小儿病源、痘疹方论》五卷。商务印书馆，1958年排印本。馆藏：上海中医药大学图书馆等。

笔者对上述版本进行了细致的考察，发现《陈氏小儿病源方论》的版本源流只有熊宗立类证本一源流传至今。《名医类证医书大全》是熊宗立的代表作，其中有《类证陈氏小儿病源方论》四卷。国内现存有《名医类证医书大全》明成化三年丁亥（1467）熊氏种德堂刊本和1528年翻刻明天顺二年戊寅（1458）刊本。此书出版不久即传入日本，被视为"医家之宝"，日本真长、和气明亲等人闻其名，从日本到中国，跟随熊宗立学医。这也是《陈氏小儿病源方论》《小儿痘疹方论》有日本元禄癸酉本的原因。

《宛委别藏》系嘉庆帝在故宫养心殿的藏书总称。《四库全书》修纂结束后，著名学者阮元在南方供职时，发现大量《四库全书》未收的精本、善本书籍。他除了收集到部分原版书外，又雇人抄录了部分精品，进呈给皇帝。并仿照《四库全书》，每书撰写提要一篇附于卷首。嘉庆对这些书籍十分欣赏，遂在养心殿辟一隅藏之，并钤以"嘉庆御赏之宝"，遂据夏禹登宛委山得金简玉字之书的传说，亲笔赐名《宛委别藏》。书成后原本一直存于宫中，世间并无刊刻流传。直到20世纪30年代商务印书馆才选了40种影印出版，名为《选印宛委别藏》，其中便包含了《陈氏小儿病源方论》［收录熊宗立明成化三年丁亥（1467）类证本］一书。

《陈氏病源方论》明正德戊辰（1508）存德堂新刊本源于熊宗立类证本四卷，因为是手抄本，所以错别字甚多，还有大段阙文之处。另外，《陈氏小儿病源、痘疹方论》五卷，商务印书馆1958年排印本在出版说明中记载，《小儿病源方论》据《宛委别藏》丛书本排版，《小儿痘疹方论》据明薛己校注本排版，故1958年商务印书馆排印本亦源于《宛委别藏》。

（二）藏本纠错

据查中国中医科学院图书馆藏《陈氏小儿病源方论》四卷，明刻本，该本实为《陈氏小儿痘疹方论》，明·熊宗立类证，日元禄六年（1693）手抄本。馆藏书目、书名和书的内容不相符合，所以《全国中医图书联合目录》所记载的"《陈氏小儿病源方论》明刻本"有误。

综合以上版本调研，宛委别藏本［收录熊宗立明成化三年丁亥（1467）类证本］是经明熊宗立精校过的本子，且藏本字迹清晰，装潢精美，因此确定宛委别藏本为底本。而明正德戊辰（1508）存德堂新刊本和日本元禄癸酉本（1693），虽然是较早的版本，但错别字甚多，还有阙文之处，所以分别选为主校本和参校本。他校并参考《小儿卫生总微方论》《幼幼新书》《薛氏医案》等著作。

二、学术思想

（一）明析小儿生理病理特点

陈氏论述儿科疾病，首先从小儿体质特点入手。小儿体质禀赋于先天，出生之后，又赖后天之调理护养。如做到小儿寒暖适宜，饮食调和，则自然少有疾病。故陈氏提出："养子若要无病，在乎摄养调和。"首先要从妊娠期开始，凡孕妇饥饱失常，酸辣太过，不劳力，不运动，多致胎受软弱；儿生之后，又缺乏户外活动，"藏于帷帐之内，不见风日，譬如阴地中草木，少有坚实者。"因此，他主张孕妇要参加适当劳动，孩儿要调护适宜，才能确保健康成长。由于"小儿脏腑娇嫩，皮骨软弱，血气未平，精神未定，言语未正，经络如丝，脉息如毫"，所以"不可妄投药饵，亦不可汤缴口舌。无病者在乎摄养如法，调护正气；有实者必先看外症，详明虚实而为治"。具体调护方法：陈氏主张小儿穿着不得过热，乳饮不宜过饱；反对初生儿即服金石寒凉之品，以致伤脾败阳；欲解胎毒，可用淡豆豉煎浓汁，与儿饮三五口，不但下胎毒，又能助养脾元，消化乳食。并提出"养子十法"。一要背暖，预防风寒从背腧而入；二要肚暖，温则能消化饮食；三要足暖，以防寒从下入侵；四要头凉，因头为六阳之会，诸阳所凑，阳旺故宜凉；五要心胸凉，因外受客热，内接心火，则内外俱热，故心胸要凉；六者，勿令见非常之物，因小儿心智未开，神气未定，容易受惊作抽搐；七者，脾胃要温，因脾胃属土而恶湿冷，药性温则固养元阳，冷则伤败真气；八者，儿啼未定，勿便饮乳，免冷气蕴搐于腹内，久而不散，伤儿败胃；九者，勿服轻粉、朱砂，二味相合，虽下痰涎，但其性寒冷，损心损神；十者，一周之内，亦少洗浴，因初生儿皮毛、肌肉、筋骨髓脑、五脏六腑、营卫气血，皆未坚固，譬如草木茸芽之状，未经寒暑，娇嫩软弱，故不可频频洗浴，恐湿热之气郁蒸不散。总之，需外慎冷热，内调脾胃。冷暖适中，则外邪难扰；脾胃得健，则健康成长。

（二）发展儿科诊断方法

古代中医曾把儿科称为"哑科"，认为小儿疾病比其他科的疾病更难以诊治，这主要是由于小儿多不能自己正确表达病情，同时小儿疾病变化多，传变快，儿科病的诊断难以望、闻、问、切四诊合诊，只能着重于望诊和闻诊两法。

由于诊断难，所以小儿疾病施治更难，陈氏感慨说："谈方说药易，明脉识证难。"三岁以前小儿病证的诊断，既不能望、闻、问、切四诊并用，就只能采用虎口诊脉的方法。这种诊法是辨验食指桡侧皮下浅静脉形色以察病。陈氏认为，食指初节为"气关"，中节为"风关"，末节为"命关"（此种说法与《小儿卫生总微方论》相同，《幼幼新书》则曰：初节为"风关"，中节为"气关"，末节为"命关"）。书中曾引古人的说法，认为病证的发展是"初得气关病易治，传入风命便难陈"。本书另外的一种诊断方法是从面部的形色来诊断病证。根据面色的青、赤、白、黄、黑五色来判断是属于肝、心、肺、脾、肾哪一方面的病证。从本书的"辨面色主病诀"歌诀里可以看出："面色黄时疳积攻，青白黯色是惊风，吐而乳白兼黄白，若是伤寒色赤红。"又按五脏受病的种类，分为受惊、受积、受冷、受热四大类。这种诊断方法继承了钱乙望"面上证""目内证"的思维。

（三）详析惊风病源治法

自钱乙提出"急惊合凉泻，慢惊合温补"之后，陈氏则进一步指出："急惊属阳属腑，当治以凉"；"慢惊属阴属脏，当治以温"。陈氏认为，"惊"是惊恐而得，"风"是外邪所感，应当分别论治，故将惊风一证分为惊搐和风搐两大类。风搐又分急惊风、慢惊风（包括慢脾风），并详析其病源及治则。

惊搐因小儿惊怖而风冷之气蓄于咽喉，抟于心肺，传入肝胆，其气上不能升，下不能降，使津液上滞不得流行，故痰涎壅滞闭而作搐。治法先去痰涎，次固元气，元气盛则津液行，血气流转，自然不搐。可先服芎蝎散，并用手法斡去寒痰冷涎；次服油珠膏，润心肺、补脾肾；后服益真汤温壮元气，助服前朴散宽上实下。

急惊因小儿素热或因食生冷油腻，膈实有痰，致肝有风热而发病，症见小儿忽然发热，手足抽搐，眼目戴上，涎潮壅塞，牙关紧急，身热面赤，治用远志煎。

慢惊因小儿脏腑娇嫩，吐泻过度，脾阳虚衰，因而作搐，症见小儿面青白，身无热，口中气冷，多啼不寐，目睛上视，颈项强直，呕吐痰涎，或自汗，或头热足冷而眼珠青白，腹胀，或腹泻，或渴，治用补脾益真汤。

陈氏认为："风者百病之长也，若寒得风而谓之风寒，若热得风而谓之风热，若燥得风而谓之风燥，若湿得之而谓之风湿，此非独热而生风。"故寒痰也可作搐，若热病寒凉太过，致令寒气客于喉厣之间，与津液相抟，寒痰冷气，壅塞不通，也可致搐。故其治则，除急惊治当以凉外，着重阐明慢惊当温，从而拟定了温补之剂，有法有方，师钱乙又有所发展。最后，就处方来说，儿科病证的急惊风属阳、属腑，当以凉药医治，所以用疏膈丸治诸惊风。牛黄丸治小儿心经积热。慢惊风属阴、属脏，当治以温，所以用芎蝎散治小儿脑髓风，囟颅开解，皮肉筋脉急胀，面少血色等证。补脾益真汤治小儿胎禀怯弱，外实里虚等证。急慢惊风用醉红散、不惊丸治小儿惊气作搐，痰涎壅塞，手足掣疭，眼睛斜视等证。

（四）顾护脾胃善用温补

陈氏反对当时医界习用牛黄、朱砂、脑、麝镇心凉遏之药，伤败小儿真气，强调应探究病源，分辨其寒热虚实，认为"若脾胃全固，则津液通行，气血流转，使表里冲和，一身健康；药性既温则固养元阳，冷则败伤真气"。故制方用药每以温补为其特色，习用香砂六君及丁香、肉桂、附子、豆蔻、生姜等温补润涩之剂于儿科临床。其制方用意，用丁香、官桂，治肺之寒；用附子、白术、半夏，治脾之湿，肺主固卫，脾主健运，量而与之，中病即止，何伤之有？又如补脾益真汤，方中人参、茯苓、白术、陈皮、半夏、甘草，即六君子汤，补脾燥湿，复加黄芪、当归补气益血；木香、丁香、诃子肉、厚朴、肉豆蔻、草果、官桂、附子温中燥涩，全蝎搜风止搐，用以治小儿胎禀怯弱，外实里虚，因呕吐乳奶，粪便青色而成慢惊。补脾益真汤可谓陈氏温补特色的一个代表方剂。

再如长生丸，用槟榔、枳实、木香、丁香以理气消滞，砂仁、肉豆蔻芳香悦脾，半夏燥湿化痰，全蝎搜风；宽上实下，补脾治痰止泻。芎蝎散用川芎、荜拨、蝎梢、细辛、半夏祛风化痰，以治小儿脑髓风，囟颅开解，皮肉筋脉急胀，面少血色等症。陈氏谓："此方家传累世，活幼甚效。"

以上诸方均反映了陈氏重视脾胃，善用温补的学术思想。

值得指出的是，陈氏并非专主温燥而不用寒凉，如治小儿心经积热之急惊的牛黄丸，方中用牛黄、天竺黄、郁金、栀子仁等泄热，足见陈氏注重辨证论治，他善用温补之法于儿科临床，乃是纠偏救弊之故。

陈氏注重脾胃，善用温补之剂救治小儿重证惊风，为儿科中温补学派的代表医家，其说颇为后世诸多医家所推崇。如宋代杨士瀛继承陈氏思想，在《仁斋小儿方论》中提出了"调顺血气，温和脾胃，均平冷热"的观点。朱佐的《类编朱氏集验医方·小儿门》更是大段引用陈氏方论。明薛铠、薛己父子强调小儿脏腑脆弱，元气易虚，亦是受陈氏温补思想的影响。在薛铠《保婴撮要》中有关痘疹方面的论述，主要是引用陈氏痘疹方论的观点，强调治疗中慎用寒凉败毒之品，注意保护元气。翁仲仁《痘疹金镜录》是明代治疗痘疹影响很大的儿科专著，其中对于痘疹机理的认识，提出"痘疮以元气为主，元气充足则毒易化，善治者惟保元气"，与陈氏保元气说相互发明。陈复正在《幼幼集成》中对陈氏的论述继续加以阐发，提出了"圣人则扶阳抑阴"的观点。明清时期的冯兆张，以至近代上海儿科名医徐小圃亦采纳陈氏的学术观点。

综上所述，陈氏的学术思想颇具特色。其明析小儿生理病理特点，重视小儿之调护，强调调摄得当，儿即安和；明确提出"养子十法"以示人；对惊风的病源、治则也有发挥。特别是注重脾胃，善用温补之剂救治小儿重证惊风，为儿科温补学派的代表医家。其充实了前世儿科基础理论、临床治疗之不足，促进了儿科温补学派的发展。

总 书 目

I

本　草

慎斋遗书

折肱漫录

济众新编

丹溪心法附余

方氏脉症正宗

世医通变要法

医林绳墨大全

医林纂要探源

普济内外全书

医方一盘珠全集

医林口谱六治秘书

识病捷法

温　病

伤暑论

温证指归

瘟疫发源

医寄伏阴论

温热论笺正

温热病指南集

寒瘟条辨摘要

内　科

医镜

内科摘录

证因通考

解围元数

燥气总论

医法征验录

医略十三篇

琅嬛青囊要

医林类证集要

林氏活人录汇编

罗太无口授三法

芷园素社疟疟论疏

女　科

广生编

仁寿镜

树蕙编

女科指掌

女科撮要

广嗣全诀

广嗣要语

广嗣须知

孕育玄机

妇科玉尺

妇科百辨

妇科良方

妇科备考

妇科宝案

妇科指归

求嗣指源

坤元是保

坤中之要

祈嗣真诠

种子心法

济阴近编

济阴宝筏

秘传女科

责任编辑　张伏震
封面设计　古　骥

内容提要

《小儿病源方论》为宋代医家陈文中所著。全书一卷，后经明人熊宗立类证析为四卷。卷一为养子真诀及小儿变蒸候，论述了小儿的生理病理特点和保养要点；卷二为形证门和面部形图，提出了儿科简易有效的诊断方法。卷三为惊风门和方药，强调"急惊属阳属腑，当治以凉；慢惊属阴属脏，当治以温"的观点。卷四为惊风引证和痘疮引证，以病案说明小儿的病因、诊断方法和治疗方药。全书有论、有方、有案，颇具特色。本次整理以宛委别藏本（收录熊宗立明成化三年丁亥类证本）为底本。

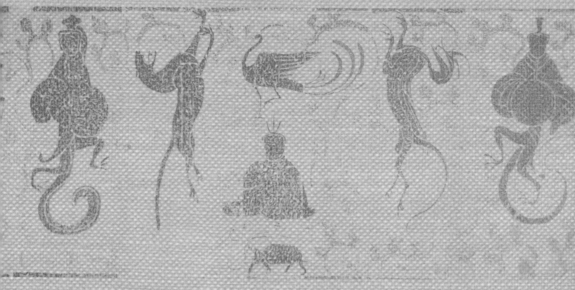

读中医药书，走健康之路

扫一扫　关注中国中医药出版社系列微信

服务号
（zgzyycbs）

中医出版
（zhongyichuban）

养生正道
（yszhengdao）

悦读中医
（ydzhongyi）

上架建议　中医古籍

ISBN 978-7-5132-2968-5

9 787513 229685 >

定价：15.00元

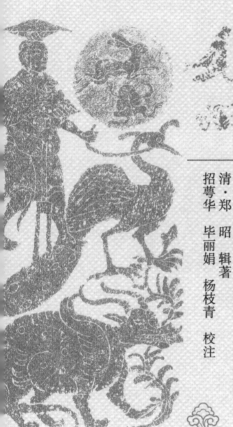

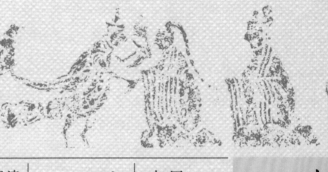

中国古医籍整理丛书

基础理论 04

医学寻源

清·郑　昭　辑著
招萼华　毕丽娟　杨枝青　校注

国家中医药管理局
中医药古籍保护与利用能力建设项目

中国中医药出版社

全国百佳图书出版单位